AF619840

ANALYSE

DES

EAUX SULFUREUSES

D'AIX-LA-CHAPELLE,

Par G. REUMONT, Docteur en médecine de la faculté d'Edimbourg, Membre de plusieurs sociétés savantes françaises et étrangères, du jury médical du département de la Roër, Médecin de l'hospice civil et Inspecteur des eaux thermales d'Aix-la-Chapelle,

Et

J.-P.-J. MONHEIM, Pharmacien à Aix-la-Chapelle.

Blest source of health! seated on risiug ground,
With friendly hills by nature guarded round;
From eastern blasts, and sultry south secure,
The air's balsamic, and the soil is pure.

A AIX-LA-CHAPELLE,

De l'Imprimerie de J.-G. BEAUFORT, rue St.-Pierre, n.° 596.

1810.

A MONSIEUR

N. VAUQUELIN,

MEMBRE de l'Institut de France et de la Légion d'honneur, Professeur de chimie appliquée aux arts au Musée d'histoire naturelle, Directeur de l'École de pharmacie de Paris, Membre de plusieurs Sociétés savantes françaises et étrangères.

MONSIEUR,

SI la patrie reconnaît avec gratitude les découvertes éclatantes et les services immenses que vous avez rendus à la chimie et aux arts, dans la carrière difficile que vous avez parcourue avec autant de gloire : quelle reconnaissance particulière ne vous doivent pas ceux, à qui vous avez bien voulu servir de guide dans les études, qui furent l'objet de vos brillans succès, comme ils seront toujours celui de leur émulation.

L'un de nous ayant puisé ses connaissances en chimie dans les cours lumineux de votre illustre professeur, ami et collègue, M.r le Conseiller d'état Fourcroy, l'autre ayant eu le bonheur de faire les mêmes études sous votre direction immédiate, qu'il nous est doux aujourd'hui, à l'un et à l'autre, de vous rendre, Monsieur, vous un des grands maîtres de cette science profonde, le tribut mérité d'admiration et de reconnaissance!

Ces titres, joints à vos qualités éminentes de savoir, de talent et de travail assidu, nous engagent de vous rendre cet hommage, que nous vous prions d'accueillir avec la bonté qui vous caractérise, et qui encourage et attire si puissamment tous ceux qui savent l'apprécier comme

Vos dévoués serviteurs,

GERARD REUMONT, D.r en médecine.

J.-P.-J. MONHEIM, pharmacien.

DISCOURS PRÉLIMINAIRE.

NOMBRE de savans, tels que Blondel, Thomas Lesoinne, Springsfeld, Lucas, Monnet, Williams, Bergman, Veling, Jean Lesoinne, Solders, Ash et Kortum, se sont successivement occupés de recherches sur les vertus et les propriétés de nos eaux thermales; le dernier en a même donné une analyse supérieure à toutes celles parues jusqu'alors.

Si nous entreprenons aujourd'hui la tâche difficile d'ajouter notre analyse à celles faites avant nous, nous nous y trouvons invités par le savant Kortum qui, avec une modestie si honorable au savoir, engage lui-même les chimistes à répéter des expériences auxquelles, faute d'instrumens et de tems, il n'a pu donner toute l'exactitude, dont il les croyait susceptibles. C'est à cette invitation que nous nous rendons avec autant plus de zèle, que toutes les recherches antérieures à celles de M. Kortum, ne peuvent nous donner cette certitude, que nous offre à présent la science analytique. En suivant ainsi la voie, que la chimie moderne nous a frayée, nous croyons n'avoir rien négligé pour mettre dans notre travail de la méthode et de la précision.

ANALYSE

DES

EAUX SULFUREUSES

D'AIX-LA-CHAPELLE.

Topographie de la ville d'Aix-la-Chapelle.

CETTE ville est située sous le 50.e degré 47′,8″,8‴ de latitude, et le 3.e degré 44′,57″,5‴ de longitude, comptée de l'observatoire de Paris.

Elle se trouve dans un vallon fertile et riant, entourée de montagnes couvertes de bois, et jouit la plupart de tems d'un air salubre.

Elle a toujours été fameuse, depuis la première découverte de ses eaux thermales.

Le sol des environs est siliceux et calcaire,

et les pyrites, et surtout la houille s'y trouvent en grande abondance. Mais ce qu'il y a de plus remarquable, ce sont ses eaux thermales, une des principales sources de ses richesses ainsi que de sa grande célébrité.

Déjà les Romains paraissent avoir connu la salubrité de ces eaux; cependant c'est à *Charlemagne* qu'elles doivent leur restauration, et pour ainsi dire leur existence. C'est lui, l'ami et le protecteur des sciences, des arts, et de tout objet utile à la société humaine, qui en érigeant à côté de nos sources thermales des temples et des palais, en proclamant notre ville la résidence des empereurs romains, et la capitale de la France (*), les a élevées au rang le plus haut.

Ce rang, malgré les changemens désavantageux qu'a subis la ville depuis, s'est toujours soutenu, et ce ne peuvent être que le témoignage et la bénédiction de milliers de personnes de toutes nations, guéries de toutes

---

(*) Charlemagne avait fait mettre sur une des portes de son palais l'inscription qui suit : *Hic sedes Regni trans Alpes habeatur, caput omnium provinciarum Galliæ.*

sortes de maladies, par leur effet salutaire, qui en sont la cause.

Observations géologiques.

Les terrains d'Aix-la-Chapelle et de ses environs (comme en convient aussi le savant de Hoevel dans un journal allemand, intitulé Feuilles du Bas-Rhin, 1803.) ne nous instruisent que peu en géologie. On est donc fort embarrassé dans l'explication de l'origine des sources thermales. Nul produit vulcanique ne s'y trouve, et les pyrites et la houille, qu'on y découvre, ne peuvent non plus nous en rendre compte, vu que le gaz dégagé par l'oxidation ou combustion des pyrites ou de la houille en contact avec l'eau, n'est, comme on le verra par la suite, nullement analogue à celui, qui minéralise nos eaux thermales.

Ce qu'on peut dire avec sûreté ici, c'est que notre terrain fondamental est composé d'une couche de pierre calcaire de transition, sur laquelle répose une couche de grès micacé, laquelle est remplacée souvent par des veines de houille ou de schiste argileux.

C'est entre ces couches de pierre calcaire de transition et de grès micacé, que viennent au jour les eaux sulfureuses, dont nous allons commencer l'examen.

Examen physique des eaux minérales d'Aix-la-Chapelle.

PROPRIÉTÉS PHYSIQUES.

Ce sont la température, la pesanteur spécifique, l'odeur et la saveur.

La température de la source principale située au milieu de l'hôtel dit Bain de l'empereur, (celle dont nous avons fait l'analyse) est de 46° du thermomètre de Reaumur, le baromètre marquant 27 pouces $9\frac{1}{2}$ lignes. Celle des autres sources est constamment plus ou moins inférieure.

La pesanteur spécifique de ces eaux, non dégazées, à la température et hauteur du baromètre que nous venons d'indiquer, est à celle de l'eau distillée, de même température, comme 1,012 à 1,000. Celles des mêmes eaux dégazées par le refroidissement spontané jusqu'au 18° de Reaumur, est à celle de l'eau distillée, de même température, comme 1,016 à 1,000. Il s'en suit (comme cela fut à prévoir) que la présence des gaz diminue de 0,004 la pesanteur spécifique de nos eaux.

Quant à l'odeur, elle est éminemment sulfureuse, et on sait qu'elle est due à un gaz sulfuré.

La saveur enfin est alcaline et salée, et par la présence du gaz sulfuré en quelque sorte analogue à celle des œufs pourris.

Examen chimique des eaux minérales d'Aix-la-Chapelle.

ACTION DES RÉACTIFS.

1.° L'argent poli, exposé aux vapeurs de nos sources sulfureuses, y prend une couleur brunâtre avec des taches purpurines et noires; l'or, suspendu de la même manière, devient plus foncé; le cuivre, traité comme l'argent et l'or, commence par prendre une teinte jaune pâle, qui devient plus foncée ensuite; le mercure se couvre, par le même procédé, d'une pellicule noire; le plomb s'y change en une matière molle et friable; l'oxyde d'arsenic y jaunit; la céruse y passe en brun noirâtre; l'oxyde d'antimoine en jaune pâle et enfin l'oxyde de bismuth en brun grisâtre.

2.° Le mercure, remué quelque tems avec l'eau récemment puisée, se couvre d'une pellicule noire; celui remué plusieurs jours avec de l'eau dégazée n'est point attaqué.

3.° La teinture de tournesol, versée dans l'eau récemment puisée, rougit sur-le-champ, repasse cependant au bleu, à mesure que l'eau refroidit, ou bien qu'on l'échauffe.

4.° Le papier teint par le fernambouc s'y change en violet; celui teint par l'amomum curcuma, quoique peu changé par l'eau récemment puisée, brunit pourtant sur-le-champ lors de son évaporation. Le sirop de violettes, versé dans l'eau dégazée, se change en vert.

5.° L'acide sulfurique, versé jusqu'à saturation dans l'eau récemment puisée, en dégage du gaz acide carbonique, et en précipite de la silice; la liqueur restante évaporée dépose, outre la silice, du sulfate de chaux.

6.° Les acides nitreux, sulfureux, arsenique, nitrique et muriatique, versés dans l'eau récemment puisée, en dégagent du gaz acide carbonique, mais outre de la silice mise à nu, il ne s'y forme aucun précipité.

7.° Il ne s'y forme point de vapeurs blanches par l'approche d'un bâton de verre, mouillé par les acides acétique ou muriatique.

8.° L'eau minérale est rendue laiteuse par la solution spiritueuse du savon.

9.° L'eau de chaux, versée en suffisante quantité dans l'eau minérale puisée récemment, y produit sur-le-champ un précipité abondant; y versée en petite quantité, il n'y a au premier moment point de précipité formé, mais il s'en dépose bien dès que l'eau refroidit, ou qu'on l'échauffe.

10.° L'acide oxalique et plus encore l'oxalate d'ammoniaque y forment un précipité indissoluble dans l'acide nitrique.

11.° L'eau de baryte et son muriate, versés dans l'eau minérale récemment puisée, y forment un précipité, dont une partie est dissoluble, l'autre indissoluble dans l'acide nitrique. Ces mêmes réactifs, versés dans la même eau saturée d'acide muriatique, y forment un précipité moins abondant, mais dont l'acide nitrique ne dissout absolument rien.

12.° Les sulfate et nitrate d'argent, versés dans l'eau minérale, récemment puisée, y produisent des précipités, dont une partie est dissoute par l'acide nitrique. Celui formé par le nitrate d'argent est toujours supérieur en quantité à celui formé par le sulfate. Ces mêmes sels, versés dans l'eau minérale saturée par l'acide nitrique, y donnent de même des précipités, dont celui formé par le nitrate est le plus abondant, mais la quantité est beaucoup inférieure à celle, formée par l'eau récemment puisée, et l'acide nitrique n'y a point d'action.

13.° L'ammoniaque caustique, versé en suffisante quantité dans l'eau minérale saturée d'acide muriatique, la rend en quelque tems opaline, et outre de la silice mise à nu il s'attache ensuite aux vases un petit précipité, qui n'est attaqué ni par la potasse caustique, ni par le carbonate d'ammoniaque. Ce précipité dissous par l'acide sulfurique, a un goût très-amer, et il se cristallise par l'évaporation en petites prismes à quatre pans, terminés par des pyramides à quatre faces.

14.° Le sulfate de magnésie, versé dans l'eau

l'eau récemment puisée, y fait naître un précipité assez abondant.

15.° L'alcool gallique, le succinate de soude et le sulfure d'ammoniaque hydrogéné n'y produisent aucun changement.

16.° L'action des prussiates de potasse et de chaux sur l'eau minérale saturée par l'acide nitrique est absolument nulle. Il en est de même d'une moitié de noix de galle y suspendue (selon la manière usitée par Becher et Klaproth) à un fil de soie blanche.

17.° Enfin le muriate de platine, versé dans l'eau minérale saturée par l'acide muriatique, n'y forme aucun précipité.

Conclusion tirée du résultat de l'action des réactifs.

De ces épreuves préliminaires, les 1.re et 2.e indiquent dans l'eau nouvellement puisée la présence d'un gaz sulfuré; la 2.e demontre l'absence du soufre dans cette même eau dégazée; les 3.e, 5.e, 6.e, 9.e, 11.e 12.e, 13.e et 14.e annoncent, dans l'eau récemment puisée, la présence de l'acide carbonique; la 4.e y découvre la présence d'un alcali; la 5.e celle de la silice et de la chaux; la 6.e nous y dévoile en même tems la présence de la silice et l'absence absolue du gaz hydrogène sulfuré; la 7.e en exclut l'ammoniaque; la 8.e y prouve la présence des sels terreux; la 10.e celle de la chaux; les 11.e et 12.e celle d'un sulfate; la 12.e celle d'un muriate; la 13.e celle de la magnésie, et l'absence nécessaire de l'alumine, de la glucine, de l'yttria, de la circone, de la baryte et de la strontiane; la 14.e la présence d'un carbonate alcalin; les 15.e et 16.e l'absence du fer; et enfin la 17.e, jointe aux expériences par lesquelles l'existence d'un alcali fut démontrée, la présence de la soude, et l'exclusion totale de la potasse et de l'ammoniaque.

Énumération des substances découvertes dans nos eaux par l'effet des réactifs, et indication de l'ordre de leur attraction chimique.

Étant convaincus par les essais précédens, que nos eaux thermales contiennent, outre un gaz sulfuré et le gaz acide carbonique en état de dégagement continuel, les acides carbonique, muriatique et sulfurique en état de combinaison, ensuite de la soude, de la chaux, de la magnésie et de la silice; et sachant par les lois de chimie que ces substances ne peuvent, à cause du carbonate de soude y démontré, s'y trouver combinées que d'une seule manière, savoir: en carbonate, muriate et sulfate de soude, carbonate de chaux et de magnésie, et silice, nous commençâmes l'analyse de la manière suivante:

Analyse chimique.

1.° Nous évaporâmes 100 kilogrammes d'eau minérale à siccité; le résidu en obtenu pesa 402,3 grammes juste, ce qui donne pour le poids d'un kilogramme 4,023 grammes; nous exposâmes ensuite une partie de ce résidu dans un creuset de porcelaine, à une forte chaleur, pour en chasser les dernières traces d'humidité, et en prîmes enfin 100 grammes pour en faire l'analyse.

2.° Ces 100 grammes furent traités par l'eau distillée bouillante et les sels en dissous furent évaporés à parfaite siccité; ils pesèrent 94,451 grammes. Les sels indissolubles, séparés par un filtre bien lavé et pesé, nous donnèrent, après leur dessication parfaite, 5,549 grammes juste. Nous fumes donc sûrs que le résidu employé pour l'analyse ne contint point d'eau.

3.° Les 94,451 grammes obtenus par le second procédé furent de nouveau dissous par l'eau distillée et le sous-carbonate de soude (*) en fut saturé par l'acide nitrique; pendant cette saturation il se dégagea beaucoup de gaz acide carbonique, et il se forma un précipité, lequel bien lavé et calciné, pesa 0,542 grammes, et qui par le procédé ordinaire fut reconnu pour de la silice.

4.° De la liqueur restante l'acide sulfurique du sulfate fut précipité par le nitrate de ba-

---

(*) Nous disons sous-carbonate, vu que le carbonate de soude est changé en sous-carbonate par la forte chaleur qu'il fallait employer pour avoir un résidu parfaitement sec. Le changement du carbonate de soude en sous-carbonate, même un peu caustique par cette chaleur, est aussi la cause de ce que ce résidu exposé à l'air, en attire l'humidité.

ryte; ce précipité, comme à l'ordinaire, desséché à une haute température, pesa 11,218 grammes, et nous donna, d'après le calcul de Klaproth, (selon lui 1000 parties de sulfate de baryte en état de parfaite siccité, égalent $590\frac{1}{4}$ parties de sulfate de soude depourvu de toute humidité.) pour le poids juste du sulfate de soude exempt d'eau 6,556 grammes.

5.° L'acide sulfurique séparé, nous en précipitâmes l'acide muriatique par le nitrate d'argent. Le précipité bien lavé et fortement desséché pesa 172,376 grammes, ce qui, d'après Klaproth, selon lequel 1000 parties de muriate d'argent indiquent justement la quantité d'acide muriatique contenu dans 428,25 parties de muriate de soude sec, équivaut à 73,820 grammes de muriate de soude exempt de toute eau.

6.° Ainsi soustraction faite des sels déjà indiqués dans la solution des 94,451 grammes obtenus par le second procédé, nous avons pour le poids juste du carbonate de soude 13,533 grammes. D'ailleurs le nitrate de soude qui resta dans la liqueur, évaporé à siccité, et décomposé par le feu dans un creuset de porcelaine, ne nous donna, outre un peu de baryte et d'argent métallique, (*) que de la soude toute pure.

7.° Après avoir déterminé les quantités respectives des sels dissous par l'eau, nous examinâmes les 5,549 grammes qui n'en furent pas dissous. Nous les dissolûmes par l'acide muriatique; il se dégagea par-là une grande quantité de gaz acide carbonique, et il se forma un précipité, lequel séparé fut encore reconnu pour de la silice pure. Il pesa 1,212 grammes. Nous y versâmes ensuite de l'acide sulfurique; la liqueur ne se troubla pas sur-le-champ, mais elle forma un précipité abondant de sulfate de chaux par l'évaporation, lequel, après avoir été séparé du reste de la liqueur, bien lavé et bouilli assez long-tems avec du carbonate neutre de potasse, nous donna du carbonate de chaux qui, parfaitement desséché, pesa 3,242 grammes juste.

8.° La liqueur restante, dépourvue de toute

(*) Pour décomposer tout sulfate et muriate de soude, nous mîmes un petit excès tant du nitrate de baryte que de celui d'argent.

chaux, fut évaporée; de cette manière elle donna, lors du refroidissement, des crystaux de sulfate de magnésie, lesquels décomposés avec le restant de la liqueur non crystallisée, en faisant bouillir le tout assez long-tems avec du carbonate neutre de potasse, nous offrirent du carbonate de magnésie, lequel bien lavé et fortement desséché pesa 1,095 grammes. Ce carbonate ensuite calciné ne fut nullement attaqué ni par la potasse caustique, ni par le carbonate d'ammoniaque, ce qui joint à sa facile dissolution dans les acides carbonique, muriatique et sulfurique nous convainquit, que ce ne fut que du carbonate de magnésie, exempt de tout autre carbonate terreux.

Résultat de l'analyse chimique. (*)

D'après cette analyse, donc 100 parties du

(*) Cette analyse, comme nous l'avons déjà observé, fut faite du résidu de l'évaporation de l'eau minérale de la source principale. Une autre analyse faite des principes fixes de l'eau minérale de la source située

résidu de l'évaporation de nos eaux, parfaitement desséché, contiennent :

Sous-carbonate de soude. .	13,533
Muriate de soude	73,820
Sulfate de soude	6,556
Carbonate de chaux	3,242
Carbonate de magnésie. . .	1,095
Silice.	1,754
	100,000 (*)

Ou ce qui vient au même, un kilogramme d'eau minérale contient :

Carbonate de soude.	0,5444	grammes.
Muriate de soude . .	2,9697	»
Sulfate de soude. . .	0,2637	»
Carbonate de chaux.	0,1304	»
Carbonate de magnésie.	0,0440	»
Silice	0,0705	»
Gaz sulfuré.	28,5410	pouces cubes.
Gaz acide carbonique	18,0590	*idem.*

à l'hôtel, dit Bain de la Rose, nous offrit à peu près le même résultat.

(*) Contre toute attente nous n'eûmes point de perte à la fin de notre analyse. Nous pensons que la par-

Nous observons ici que n'ayant pu (comme d'ailleurs personne ne le peut) d'aucune manière bien déterminer la quantité des gaz contenus dans nos eaux, vu qu'il est absolument impossible de mettre ces eaux dans un vase quelconque, sans perdre la plus grande portion des gaz, nous avons, quant à leur mesure, adopté l'évaluation faite par les chimistes qui ont traité nos eaux avant nous.

Nous remarquons encore que, quoique plusieurs auteurs disent avoir trouvé dans le résidu de nos eaux thermales une résine, nous n'avons cependant découvert rien de pareil par aucun de nos essais; car ayant même traité à part, pour plus de sûreté, 60 grammes de résidu à la fois, par l'alcool de 40 degrés, cet alcool ne nous a donné par l'évaporation outre des traces de soude caustique et de muriate de soude, aucun résidu. D'après cela il est probable que ce ne sont que les eaux sul-

---

faite siccité du résidu y employé, l'extrême accuratesse des calculs de Klaproth, ainsi que le soin que nous mîmes nous-mêmes dans tout le travail, produisirent ce résultat.

fureuses, minéralisées par le gaz hydrogène sulfuré, qui contiennent cette résine, et que celles, qui le sont par un gaz sulfuré analogue au nôtre, en sont tout-à-fait exemptes.

Examen chimique des gaz contenus dans nos eaux thermales.

Outre le gaz acide carbonique, qu'on y reconnait par le procédé ordinaire, on y trouve un gaz sulfuré, dont l'odeur se rapproche de celle du gaz hydrogène sulfuré, mais qui en diffère essentiellement par ses propriétés.

Pour en découvrir la nature, nous en séparâmes l'acide carbonique par l'eau de chaux, et en commençâmes l'examen de la manière suivante :

1.° Nous en remplîmes à plusieurs reprises une cloche, pour savoir s'il est inflammable. Cette cloche renversée à l'air, nous y approchâmes une chandelle enflammée, et il n'y eut point d'inflammation.

2.° Nous introduisîmes la chandelle enflammée dans le gaz en question, et elle s'éteignit sur-le-champ.

3.° Nous plongeâmes deux moineaux égaux en âge et en force, l'un dans ce gaz-ci, et l'autre dans du gaz hydrogène sulfuré. Ils moururent tous les deux de suite, cependant celui exposé au nouveau gaz vécut une à deux secondes de plus que celui qui fut en contact du gaz hydrogène sulfuré.

4.° Nous mîmes de ce gaz dans les dissolutions métalliques. Par ce moyen quelques-unes furent précipitées, tandis que d'autres ne furent nullement attaquées. — Furent précipitées les suivantes, savoir : le muriate d'or, en brun grisâtre; le nitrate d'argent, en beau brun marron; le nitrate de cuivre, en brun grisâtre; l'acétite de plomb, en brun grisâtre d'un brillant métallique, changé ensuite en gris noirâtre; le muriate suroxygéné de mercure, en beau blanc; le muriate d'antimoine, en jaune d'orange; et enfin le nitrate de bismuth, en rouge brunâtre. — Restèrent inattaquées les suivantes : le muriate de platine, le muriate de fer, le muriate d'étain, le muriate de manganèse, le muriate de cobalt, le sulfate de zinc, le nitrate de nickel, le nitrate de chrôme, le nitrate d'urane et enfin le nitrate de titane.

5.° Nous en introduisîmes un pouce cube avec deux pouces de gaz oxygène pur, retiré de l'oxyde rouge de mercure, dans une cloche graduée, remplie d'eau distillée, placée sur l'appareil hydro-pneumatique. (*) Quelques jours après le volume du mélange commença à diminuer, et du papier teint par le tournesol et mouillé, placé au milieu des gaz, sembla se changer en rouge; mais six semaines après, lorsque le volume du mélange eut diminué d'un demi-pouce cube, il s'était formé de l'acide sulfureux, et toute couleur du papier avait disparue.

6.° Parties égales en volume de ce gaz et de gaz hydrogène furent mêlées ensemble dans une cloche, graduée comme précédemment, et placée sur le même appareil; ces gaz, après avoir été plusieurs semaines en contact mutuel, n'avaient pas diminué de volume; et la non-action du mélange sur les acides sulfureux, nitreux et arsénique nous demontrait

---

(*) Nous n'osâmes pas nous servir de l'appareil hydrargyro-pneumatique à cause de l'action du mercure sur ce gaz.

enfin qu'il n'y eut pas formation de gaz hydrogène sulfuré, et que par conséquent le radical du gaz en question doit avoir plus d'attraction pour le soufre que n'en a l'hydrogène. (*)

Nous traitâmes :

7.° Parties égales en volume de ce gaz et de gaz azote comme dans la 6.e expérience ; ces gaz-là n'eurent point d'action l'un sur l'autre et le volume resta le même.

8.° Parties égales en volume de ce gaz et de gaz nitreux comme dans les 6.e et 7.e expériences ; il ne se forma aucun précipité et le volume ne changea pas. Cette expérience-ci prouverait déjà ou que ces deux gaz ont absolument la même bâse (dans ce cas ils ne pourraient par cela seul se décomposer,) ou qu'enfin l'attraction des parties consti-

---

(*) Cette expérience nous fait croire que dans les eaux sulfureuses de Moffat et de Harrogate, dans lesquelles des chimistes anglais disent avoir trouvé le gaz azote pur et le gaz hydrogène sulfuré ensemble, contiennent ou les gaz hydrogène sulfuré et azote sulfuré en même tems, ou enfin les gaz azote sulfuré et hydrogène pur.

tuantes réunies de l'un de ces gaz seul, ou des deux gaz à la fois, l'emporte sur celle que pourraient avoir une ou toutes les parties constituantes d'un de ces gaz pour une ou toutes les parties constituantes de l'autre.

9.° Parties égales en volume de ce gaz et de gaz acide carbonique comme dans les expériences 6, 7 et 8, mais l'eau distillée, tant dans la cloche que dans l'appareil, étant tenue toujours presque bouillante. (*) Ces gaz, quoiqu'ayant été plusieurs heures en contact mutuel, ne subirent point de changement; car l'acide carbonique en séparé par l'eau de chaux, le gaz en question n'avait changé ni de nature, ni de quantité.

10.° Parties égales en volume de ce gaz et de gaz acide muriatique oxigéné comme dans

---

(*) Ce ne fut que pour empêcher l'absorbtion du gaz acide carbonique par l'eau, que nous dûmes employer l'eau presque bouillante, car le gaz en question, quoiqu'ayant la plus forte attraction pour l'eau, à laquelle uni on ne le peut en chasser que par l'ébullition, n'est cependant plus absorbé, au moins pas d'une manière sensible, lorsqu'il en est une fois séparé.

l'expérience 9, c'est-à-dire l'eau de l'appareil et de la cloche étant presque bouillante. Ces gaz s'attaquèrent mutuellement, le volume diminua, il n'y eut point de précipité de soufre formé, mais l'eau de la cloche versée dans une dissolution de muriate de baryte, y donna un précipité très-abondant. Le gaz restant, lavé à plusieurs reprises par l'eau distillée froide, bouillie avant l'expérience, pour en chasser tout air atmosphérique ou acide carbonique, qu'il pouvait accidentellement contenir, nous présenta les propriétés suivantes :

a. Il fut incolore et permanent.

b. Il eut une odeur fade comme animale.

c. Il éteignit les bougies allumées, et asphyxia les animaux.

d. Mélangé avec le gaz oxigène, il ne s'enflamma ni par l'étincelle électrique, ni par l'approche d'un corps enflammé.

e. Il ne devint pas rutilant par le contact du gaz oxigène.

f. Il ne fut absorbé ni par les acides, ni par les alcalis.

g. Il n'altéra en aucune manière les couleurs végétales quelconques.

h. Quoiqu'ayant traversé plusieurs fois de suite l'eau, il en absorba si peu, qu'exposé à du muriate de chaux récemment calciné, celui-ci n'en fut pas sensiblement humecté.

Il suit de ces expériences que ce gaz ne fut et ne put être autre chose que du gaz azote pur.

11.° Une partie de ce gaz fut introduite dans une petite cloche remplie d'acide nitreux; la liqueur resta claire, et il ne se forma aucun précipité. La même expérience répétée avec les acides sulfureux et arsenique en dissolution, nous offrit toujours le même résultat.

12.° Une partie de ce gaz fut introduite de la même manière que dans l'expérience 11, dans une cloche remplie d'acide nitrique concentré pur. La liqueur se troubla sur-le-champ, et il se forma un précipité de soufre, qui cependant ne tarda pas à disparaître, vu qu'il se changea en acide sulfurique. L'acide employé à l'expérience, versé dans une dissolution de nitrate de baryte, y forma un précipité abondant. Ayant fait passer le gaz restant (mélange de gaz nitreux, résultant de la décomposition d'une partie de l'acide ni-

nitrique

trique employé, par le soufre acidifié du gaz en question, et de gaz azote, résultant de celle du gaz en question même) dans une cloche remplie d'acide muriatique oxigéné récemment préparé, nous changeâmes le gaz nitreux en acide nitreux. Le reste du gaz lavé plusieurs fois par l'eau distillée froide, dont l'air et l'acide carbonique, qu'il pouvait accidentellement contenir, fut chassé avant l'expérience par l'ébullition, ne fut, comme lors de la 10.e expérience, que du gaz azote pur.

Résultat de l'examen chimique du gaz sulfuré contenu dans nos eaux. – Sa nature et ses propriétés.

Il suit de ces expériences, que le gaz en question est, comme l'a aussi trouvé Gimbernat, (*) du gaz azote sulfuré, auquel on doit attribuer les caractères suivans :

1.° D'avoir une odeur semblable en quelque sorte à celle du gaz hydrogène sulfuré, mais de ne pas être si fétide.

(*) Voyez nouveau Journal de chimie de Gehlen, tome V, 1.er cahier, et Annales de chimie, volume 62, page 185.

2.° De ne pas être inflammable.

3.° D'éteindre les corps enflammés.

4.° D'asphyxier les animaux, mais pas avec autant de rapidité que le gaz hydrogène sulfuré.

5.° De précipiter plusieurs dissolutions métalliques, et de ne pas agir sur d'autres.

6.° D'être décomposé par le gaz oxygène, lequel en change le soufre en acide sulfureux.

7.° De ne pas être décomposé par les gaz hydrogène, azote, nitreux et acide carbonique.

8.° D'être décomposé par le gaz acide muriatique oxigéné, qui en transforme le soufre en acide sulfurique.

9.° D'être indécomposable par les acides nitreux, sulfureux et arsénique.

10.° D'être décomposé par l'acide nitrique concentré, qui en sépare du soufre, lequel en décomposant à son tour une autre partie d'acide nitrique, se transforme bientôt en acide sulfurique.

11.° D'avoir une si forte attraction pour l'eau, qu'on ne peut en chasser les dernières portions que par une forte ébullition, lesquelles cependant une fois séparées, n'en semblent plus être absorbées.

Quelques-unes de ces propriétés furent aussi trouvées par Gimbernat, (*) mais il n'eut décrit aucune des expériences, par lesquelles il les avait découvertes; d'autres ne furent nullement mentionnées par lui.

Observation fournie par la sixième propriété du gaz azote sulfuré.

On nous demandera probablement, comment se fait-il que le soufre se précipite de ce gaz, en contact avec l'air dans des endroits, où les vapeurs sulfureuses sont renfermées? Nous répondons à cela que ce ne peut nullement être l'air atmosphérique, ni les petites quantités d'autres gaz y contenus accidentellement, qui en sont la cause, vu que ces gaz mis en contact immédiat du gaz azote sulfuré, n'en précipitent absolument rien. Ce n'est donc que par la diminution de température qu'une partie de soufre, que le gaz azote sulfuré ne tint suspendu qu'à l'aide de son calorique libre, s'en précipite (**) sans que le

(*) Voyez les deux journaux cités plus haut.

(**) Le célèbre Fourcroy avait déjà trouvé dans une

gaz en change de nature; et le gaz azote sulfuré, tel qu'il sort du sein de la terre et avant qu'il a déposé le soufre excédant à sa composition, ne nous paraît enfin n'être qu'un composé, qu'on pourrait nommer sulfure d'azote sulfuré gazeux, et qui ne devient du gaz azote sulfuré, qu'après avoir déposé, par le refroidissement, le soufre non combiné avec lui.

Annonce d'un procédé, par lequel M.r Westrumb dit avoir reçu un gaz sulfuré analogue à celui dégagé de nos eaux. – Expériences faites à ce sujet.

M.r Westrumb, célèbre chimiste, de Hameln, annonce avoir obtenu, en faisant passer du gaz hydrogène sulfuré à travers d'un lait de chaux (de la chaux délayée) et en cueil-

espèce de gaz azote sulfuré, fait artificiellement, la propriété de déposer du soufre par le refroidissement; mais comme la partie de soufre, qui y reste après cette précipitation, est infiniment petite, on peut bien admettre qu'on ne connaît encore la préparation du vrai gaz azote sulfuré lant le gaz non absorbé dans des cloches remplies d'eau distillée bouillante, placée sur l'appareil hydro-pneumatique, un gaz analogue à celui qui se dégage de nos eaux thermales. Ce gaz n'est, selon M.r Westrumb, (*) » pas inflammable, il a une faible odeur de » soufre, il ne réagit pas comme le gaz hy- » drogène sulfuré, et il lui paraît enfin que » ce soit un acide particulier. Cet acide (con- » tinue encore M.r Westrumb dans son Ma- » nuel du pharmacien,) se combine avec » l'ammoniaque en un sel neutre sans odeur, » lequel, ce qui paraît remarquable, exhale » une odeur insupportable, à mesure qu'on le » desséche. Ce sulfure ammoniacal, quoique » contenant du soufre, ne réagit pourtant pas » avant l'évaporation comme tel sur les disso- » lutions métalliques, et ce qui paraît éton- » nant et en contradiction avec les théorèmes » des oxydistes, on peut à l'instant mettre à » nu de ce sel neutre, du soufre substantiel,

(*) Voyez Journal de Gehlen, tome V, 1.er cahier, Annales de chimie, vol. 62, page 185, et la troisième édition de son ouvrage intitulé : *Handbuch der Apothekerkunst*, ou Manuel du pharmacien, vol. 2, page 285 et 286.

„en faisant passer le gaz acide muriatique „oxigéné à travers sa dissolution.

Sans vouloir contredire aux expériences de M.r Westrumb, chimiste à juste titre célèbre, nous nous bornerons à communiquer les nôtres, ainsi que les résultats qu'elles nous offrirent constamment.

1.° Nous fîmes passer une grande quantité de gaz hydrogène sulfuré à travers trois grands flacons de Woulff, remplis de lait de chaux concentré, pendant deux jours de suite; jusqu'alors presque tout le gaz fut absorbé, et il ne s'en dégagea que de tems en tems quelques bulles.

2.° Nous fîmes cesser le dégagement de gaz hydrogène sulfuré, et une heure plus tard, lorsque nous crûmes que tout gaz absorbable devait être absorbé par la chaux, nous échauffâmes sussessivement les trois flacons de Woulff jusqu'à l'ébullition, en commençant par la première. De cette manière tout le gaz non absorbé se rassembla dans le dernier flacon, et de là dans les cloches remplies d'eau distillée presque bouillante, placée sur l'appareil hydro-pneumatique. L'air atmosphérique des flacons et du tube passé, nous examinâmes ce gaz, et lui trouvâmes les propriétés suivantes :

Résultat de ces expériences et propriétés du gaz obtenu par le procédé de M.r Westrumb.

1.° Il est inflammable comme le gaz hydrogène sulfuré.

2.° Il a une odeur infiniment plus forte et désagréable que les gaz azote sulfuré et hydrogène sulfuré, et analogue en quelque sorte à celle qu'exhale à l'air une combinaison de soufre et de phosphore.

3.° Il n'agit pas sur les dissolutions métalliques.

4.° Il a une si forte attraction pour l'eau, qu'on ne peut l'en séparer que par l'ébullition.

5.° Il exhale une odeur insupportable, analogue à celle que dégage à l'air le sulfure d'ammoniaque hydrogéné, si on le fait passer à travers l'ammoniaque caustique liquide concentré.

6.° On n'a point de résidu, lorsqu'on évapore l'ammoniaque, à travers lequel ce gaz a passé, même quand on n'y emploie qu'une légère chaleur; mais pendant toute cette évaporation, il s'exhale une odeur insupportable, analogue à celle de l'expérience 5.

Conclusion tirée du résultat de ces expériences.

Ces expériences, quoique répétées plusieurs fois, et à des tems différens, nous donnèrent toujours le même résultat; mais n'ayant pu par aucun moyen nous procurer le sulfure concret, dont parle M.r Westrumb, nous ne pûmes non plus nous servir de sa dissolution, pour répéter l'expérience qu'a faite M.r Westrumb, en y introduisant le gaz acide muriatique oxygéné.

Quoiqu'il en soit, ce gaz-ci diffère essentiellement des gaz azote sulfuré et hydrogène sulfuré, et si même M.r Westrumb se fut trompé dans la détermination de quelques-unes des propriétés du nouveau gaz, obtenu par le procédé annoncé par lui, on en doit pourtant à lui seul la découverte, ainsi que l'observation de sa différence d'avec le gaz hydrogène sulfuré. Il serait à désirer que les chimistes s'occupassent incessamment à l'envie de l'examen ultérieur de ce gaz, ce qui nous fut impossible pour le moment, vu que la détermination exacte de la nature et des propriétés du nouveau gaz dégagé de nos eaux, demandait tant de tems et de travail que nous ne pûmes plus penser à d'autres essais chimiques.

Description d'un composé salin, formé aux parois des bains par le contact des vapeurs sulfureuses.

C'est en hyver surtout qu'on voit naître ce sublimé salin. Son aspect est analogue au givre, et il contient selon Kortum, du carbonate, muriate et sulfate de soude, ainsi que des traces d'un sel à base de chaux. (*)

Exposé d'un autre composé salin, formé dans les canaux qui conduisent aux bains l'eau minérale de la source.

Ce composé est, comme l'a aussi trouvé Kor-

(*) Nous ne pûmes en faire l'analyse pour le moment, vu qu'en été on n'en trouve nulle part.

tum, du sulfate de chaux crystallisé. (*) On en trouve aussi au-dessus de la surface des sources dans les lieux où les vapeurs sulfureuses communiquant quelque part avec l'air atmosphérique, sont renfermées. C'est pour la plupart aux briques, et surtout à l'endroit de leur jonction, qu'il s'attache, et c'est à ce sulfate crystallin, qu'adhère le sublimé précieux, le soufre qu'on s'en procurait en si grande quantité avant le commencement de la réparation de nos bains.

Théorie sur la formation de nos eaux thermales.

Ce n'est que pour plus d'ordre que nous mettons ce paragraphe à la fin des essais chimiques. Car! comment hasarderions-nous de donner une théorie sur un des procédés les plus compliqués dans la nature, opéré dans les plus profondes entrailles de la terre,

---

(*) C'est ici le soufre, précipité par le refroidissement du sulfure d'azote sulfuré gazeux, qui, changé en acide sulfurique par l'oxygène de l'air atmosphérique, se combine avec la chaux du sel calcaire contenu dans nos eaux en sulfate.

dont l'Être suprême a (peut-être) voulu à jamais nous cacher l'origine et la cause, tandis qu'aucun savant n'a même pu jusqu'à ce jour préparer le gaz azote sulfuré, objet principal d'une théorie pareille! Ce n'est qu'après avoir découvert la méthode de produire artificiellement ce gaz, qu'on pourra par analogie consulter la nature sur le mode d'action qu'elle emploie dans sa préparation, et même cette découverte (la plus importante de toutes) supposé faite, qui sera en état de nous rendre compte de la formation des autres substances qui font parties constituantes de de nos eaux sulfureuses.

Si le procédé annoncé par le célèbre Westrumb s'était vérifié par nos expériences, et si de même il était constant que le gaz azote, comme plusieurs observations propres nous le font soupçonner, et même les dernières expériences du savant Davy nous le semblent présager, fut composé d'oxygène et d'hydrogène, nous n'aurions plus le moindre embarras d'expliquer la formation du gaz azote sulfuré; car dans cette supposition on n'aurait qu'à admettre que le gaz hydrogène sulfuré s'empare, en traversant l'oxyde de calcium ou quelque sel à base de cet oxyde (la chaux ou quelque sel calcaire) d'une partie de son oxygène, et se change par-là en azote sulfuré, qui en dissolvant à l'aide de la chaleur une plus grande quantité de soufre, donne naissance au sulfure d'azote sulfuré gazeux mentionné plus haut.

OMISSIONS ET ERRATA.

Page 3, ligne 23, après schiste argilleux., *ajoutez :* , à quelques endroits aussi par une veine de zinc oxydé en masse compacte, qui sert de gangue à des groupes de cristaux aciculaires, que l'un de nous a reconnus le premier pour du carbonate de zinc pur. (Voyez Tableau comparatif des résultats de la cristallographie, et de l'analyse chimique relativement à la classification des minéraux, par Hauy, 1809, page 288.)

Page 6, ligne 21, après en dégage, *ajoutez :* un gaz sulfuré et du gaz acide, etc.

Page 7, ligne 1.re, après en dégagent, *ajoutez :* un gaz sulfuré et du gaz acide, etc.

Page 8, ligne 23, au lieu de petites prismes, *lisez :* petits prismes.

PROPRIÉTÉS MÉDICALES
DES EAUX SULFUREUSES
D'AIX-LA-CHAPELLE.

Die mineralischen Wässer sind dem praktischen Arzte, in vielen langwierigon Krankheiten, ein so wichtiges Hülfsmittel, dafs, wo er aus der Hand der Natur dies wohlthätige Geschenk erhalten kann, er sie oft den feinsten Zubereitungen des geschicktesten Scheidekünstlers vorziehet, und fast seine ganze übrige Materia medica dagegen aufgeben mögte.

WICHMANN.

Les eaux minérales sont pour le médecin praticien, dans plusieurs maladies chroniques, un remède si précieux et si indispensable, que dans les cas où il peut se procurer des mains de la nature ce don bienfaisant, il le préfère souvent aux préparations les plus subtiles du chimiste le plus adroit, et que pour elles il abandonnerait presque toute sa matière médicale.

L'ANALYSE chimique des eaux minérales, parmi plusieurs substances qui paraissent ne produire que peu d'effet sur le corps humain, nous en présente quelques-unes, dont l'efficacité dans la guérison des maladies est indubitable, et qui à juste titre trouvent une place distinguée dans la matière médicale.

Il est vraiment étonnant de voir que ces mêmes substances, malgré la petite dose dans laquelle on les trouve dans ces remèdes naturels, produisent les effets surprenans que l'on observe pendant leur emploi. Il nous paraît probable que la solution intime de ces substances actives dans une immense quantité de véhicule aqueux, mais beaucoup plus encore cette singulière forme de composition, dans laquelle se trouvent dans une eau minérale les différentes parties constitutives, leur donnent cette grande supériorité dans la guérison d'une infinité de maladies. Nous nous bornons à citer le soufre tenu en solution par le gaz azote, et nous pensons que l'heureuse combinaison, prouvée par l'analyse, où se trouve ce médicament actif dans les eaux thermales, qui sont le sujet de nos recherches, doit considérablement ajouter à ses propriétés dans un grand nombre de maux chroniques, compliqués et opiniâtres.

En effet la chimie et surtout l'expérience de tous les tems, paraissent ranger les eaux sulfureuses d'Aix-la-Chapelle parmi les remèdes les plus efficaces, et leur prééminence, parmi toutes les eaux sulfureuses connues, doit sans doute être attribuée, tant à leur degré de température, qu'à leur forte imprégnation de soufre dans son état le plus actif, aériforme ou gazeux, allié au gaz acide carbonique etc. etc., comme encore au peu d'adhésion des gaz à nos eaux, et par conséquent à leur dégagement continuel; car la force avec laquelle une eau minérale agit sur nos organes, est en raison directe de la quantité des gaz y contenus et de la vitesse dont ils en sont expulsés.

Nous allons indiquer les différentes formes de maladies pour lesquelles l'on y a eu recours avec plus ou moins de succès depuis un tems immémorial.

Ce sont presque toutes les maladies cutanées chroniques, comme la gale, les différentes espèces de dartres, la teigne, la goutte-rose, les miliaria, pemphigus, essera, et urticaria dans leur état chronique, la callosité de la peau, la phthiriasis, les éruptions lépreuses, etc., les démangeaisons incommodes, celles par exemple dont se trouve souvent accablée la vieillesse, *pruritus senum*, les accidens nombreux qui viennent à la suite de la suppression ou répercussion desdites maladies cutanées;

Les ulcères invétérés chroniques de différente nature et dans différentes parties du corps, le scorbut invétéré, l'atrophie et la paralysie qui en sont souvent la suite;

Les maladies du systême lymphatique, comme la tuméfaction et l'endurcissement des glandes, les tumeurs des articulations, l'épaississement du tissu cellulaire, la cachexie scrofuleuse;

Les affections arthritiques et rhumatismales chroniques dans toutes leurs formes et leurs suites ordinaires, comme tumeur, rigidité, et contraction des tendons et des muscles fléchisseurs, roideur des articulations, racourcissement des membres, surdité, maux de tête, coliques, paralysies arthritiques et rhumatismales;

Plusieurs affections des organes qui servent à la digestion, affections que font souvent naître les excès de la table et l'abus des boissons spiritueuses, comme dyspepsie avec toutes ses suites, telles que l'anorexie, la flatuleuse, tulence, la cardialgie, les acidités, le vomissement, etc.;

Les maladies des viscères du basventre, dérangement dans leurs sécrétions et excrétions, obstructions viscérales de différente nature et leurs suites nombreuses, comme jaunisse, calculs biliaires, amas lymphatiques, ascite naissante, fièvres intermittentes les plus invétérées, surtout la fièvre quarte la plus opiniâtre, affections hémorroïdales, tenesme, douleurs dans le rectum et dans le dos, coliques opiniâtres spasmodiques, diarthé habituelle, lienterie, hypocondrie et mélancolie dans leurs différens degrés, accompagnées d'une infinité de symptômes plus ou moins embarrassans;

Les coliques et autres accidens fâcheux, qui viennent à la suite des empoisonnemens métalliques, tels que 1.° par le mercure en général, les sels mercuriels, l'usage des vases d'étain ou de cuivre blanchis par l'amalgame d'étain, etc.; 2.° par le cuivre, comme par l'usage des ustensiles de cuivre non ou mal étamés, ou à la suite de l'inspiration de la poudre de ce métal, qui voltige dans l'air des ateliers respectifs; 3.° par le plomb, comme par l'usage des vins adoucis ou plutôt falsifiés par ce moyen, ou à la suite du travail journalier sur ce métal; 4.° par l'arsénic, comme à la suite d'un empoisonnement prémédité ou de celui auquel s'exposent nécessairement tous ceux qui s'occupent du grillage des mines arsénicales; 5.° par l'antimoine, comme par l'émétique, et autres préparations antimoniales prises mal-à-propos ou en doses excessives; 6.° Enfin par d'autres métaux, dont nous nous dispensons ici de faire l'énumération à cause de la rareté des cas où ces métaux deviennent funestes.

Les coliques et autres suites fâcheuses qu'entraîne après lui l'usage immodéré ou souvent répété du mercure pendant le traitement des maladies syphilitiques, métal, qui, d'après les cas qui se présentent si fréquemment à nos observations, produit dans l'économie animale de très-grands ravages, tels que débilité générale, douleurs insupportables à la tête, fièvre hectique, douleurs nocturnes ostéocopes, tumeurs et ulcères dans différentes parties du corps, angine, aphonie, foiblesse des organes de la vue et de l'ouie, tremblement, paralysie et autres symptômes encore, où nos eaux se sont toujours démontrées très-efficaces, car dans tous ces cas d'empoisonnement le gaz azote sulfuré joue un grand rôle et produit l'effet le plus heureux, en changeant les oxydes ou sels métalliques en sulfures, qui étant très-peu solubles, perdent plus ou moins leurs effets délétères : ceci est plus évident dans les cas où l'empoisonnement est manifeste et où ses suites sont immédiates;

Tous les cas de paralysie, à la suite des empoisonnemens et des coliques métalliques dont nous venons de parler, celle qui a pour cause d'autres coliques opiniâtres, et les fièvres quartes très-invétérées, comme aussi cette singulière paralysie des mains, si commune en Hollande, qui paraît provenir de forts et fréquens réfroidissemens; celle encore que fait naître cette formidable espèce de colique, connue sous le nom de *Beillac*, dont sont attaqués les Européens qui habitent la Guiane, comme Surinam, etc.; enfin la paralysie à la suite de l'apoplexie;

Les dérangemens relatifs à l'incommodité périodique du sexe, comme aménorrhée, règles difficiles et douloureuses, et plusieurs symptômes annexes, tels que vertige, mal de tête, palpitation, spasmes, etc.;

Quelques cas de leucorrhée, de stérilité, de mal histérique, etc.;

Plusieurs maladies très-douloureuses des voies urinaires, disposition au calcul, sables, gravelle, hémorroïdes de la vessie rouges et muqueuses, dysurie, ischurie, etc.;

Les symptômes produits par plusieurs espèces de vers, comme lombrics, ascarides et même le ténia;

Quelques vieux restes de blennorrhagie, comme tumeur et dureté indolente des testicules, tumeur des prostâtes, des glandes muqueuses de l'urétre et des glandes inguinales, etc.; comme encore la blennorrahagie chronique (en anglais *a gleet*) et autres écoulemens muqueux de l'urètre, du vagin et du rectum;

Les maladies syphilitiques, dont nos eaux facilitent dans bien de cas la guérison, surtout s'il y a complication scorbutique, rhumatismale, etc.;

Quelques maladies des os, comme spina-ventosa, pédarthrocacé dans leur origine, quelques cas d'exostose, de carie, etc.;

Il est des cas qui, outre l'emploi des eaux, exigent celui d'autres substances médicamenteuses afin d'en seconder les effets, et dans ces cas l'emploi des médicamens tantôt précède, tantôt accompagne, tantôt suit celui des eaux. Il est d'autres cas encore qui exigent l'application des ventouses tantôt sèches, tantôt scarifiées qui facilitent fréquemment l'effet de nos eaux dans la guérison, par exemple, des tumeurs et douleurs arthritiques et rhumatismales fixes, des maladies cutanées, etc.

Dans un autre moment nous communiquerons des observations détaillées sur les vertus de nos eaux sulfureuses, en marquant avec précision nosologique et d'une manière

---

à la jonction des planches, était déjà changée en sulfate par l'action simultanée du soufre du gaz azote sulfuré et de l'oxigène de l'air, nous soupçonnâmes que la présence de ce corps dans nos eaux n'était qu'accidentelle. En effet, après que nous eûmes emporté le sable, et que l'eau du réservoir s'était assez souvent renouvelée pour ne plus pouvoir contenir des substances accidentelles, nous n'y découvrîmes plus la moindre trace d'alumine.

spéciale et individuelle l'état de maladie où ce remède important est employé avec succès. Nous désignerons avec soin les cas, où nos eaux ont été inefficaces ou même préjudiciables. C'est aussi alors que nous aurons occasion de faire connaître les précautions qu'exige une eau minérale aussi active, et d'indiquer en même tems, comment et de quelle manière on la met en usage dans chaque cas isolé.

Nous n'avons pas pour but aujourd'hui de parler de la manière de vivre, du régime et des régles dietetiques qui peuvent le mieux convenir à l'usage de nos eaux, et même plus ou moins de tems après leur emploi. Il est aussi superflu de faire observer que l'exercice, les aspects agréables, les amusémens et l'éloignement des affaires sérieuses coincident admirablement dans bien de cas avec les effets salutaires de la source elle-même.

Il nous reste encore à dire un mot sur l'effet tardif (*Nachwirkung*) de nos eaux, qui mérite la plus grande attention, tant de la part du malade, que de celle du médecin. Nous avons souvent vu partir des malades très-mécontens de l'emploi de nos eaux, et qui cependant se trouvèrent guéris plusieurs semaines et même plusieurs mois après, sans avoir employé d'autres moyens curatifs. L'on peut donc dire avec fondement, que l'effet bienfaisant de nos sources continue à opérer insensiblement sur nos organes.

En effet, l'usage régulier d'une eau minérale efficace, paraît causer dans notre organisme un procès chimico-animal, qui est le moyen principal pour y produire des changemens avantageux et pour déraciner les maux les plus opiniâtres, procès qui peut se continuer, comme nous l'avons observé, pendant très-long-tems.

Qu'il nous soit permis d'affirmer, en terminant ce petit ouvrage, qui contient tout ce que nous croyons avoir à dire sur les eaux d'Aix-la-Chapelle, que la plus douce récompense de nos travaux serait que nos recherches, tant sur la composition chimique, que sur les propriétés médicales de ces eaux, puissent en étendre l'usage au profit de l'humanité.

Cet ouvrage se trouve :

A Aix-la-Chapelle, chez J.-H. Schwarzenberg, libraire, quai des Dames.

A Paris, chez Klostermann, libraire-éditeur des Annales de chimie, rue du Jardinet, N.° 13.

A Lyon, chez Savy, libraire.

A Strasbourg, chez Amand Kœnig, libraire.

A Cologne, chez Keil, Rommmerkirchen, Schmitz, et Fabricius, libraires.

A Liège, chez Lemarié, libraire.

A Mayence, chez Kupferberg, libraire.

A Coblence, chez Pauli et comp.ᵉ, libraires.

A Maestricht, chez Nypels, libraire.

A Crévelt, chez Termeer, libraire.

A Frankfort-sur-Mein, chez Warrentrapp et Werner, libraires.

A Andernach, chez Lassaulx et Heckmann, libraires.

www.ingramcontent.com/pod-product-compliance
Ingram Content Group UK Ltd.
Pitfield, Milton Keynes, MK11 3LW, UK
UKHW021653260726
13994UKWH00003B/1442

9 782329 131665